EXCELLENTE MÉTHODE

PRATIQUE

pour

Faire baisser la Morbidité et la Mortalité dans l'Armée et dans la Population Civile

par

M. TIXIER

MÉDECIN-MAJOR DE 2ᵉ CLASSE

AU 115ᵉ RÉGIMENT D'INFANTERIE

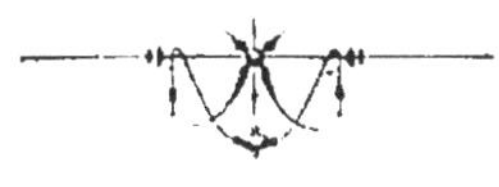

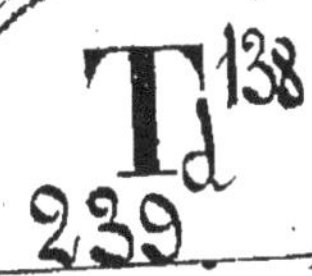

Paris. — Presse Régimentaire du 115ᵉ d'infanterie.

EXCELLENTE MÉTHODE

PRATIQUE

pour

Faire baisser la Morbidité et la Mortalité dans l'Armée et dans la Population Civile

par

M. TIXIER

MÉDECIN-MAJOR DE 2ᵉ CLASSE

AU 115ᵉ RÉGIMENT D'INFANTERIE

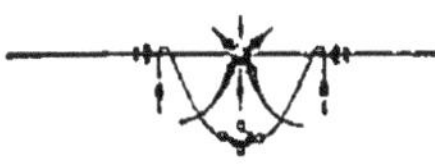

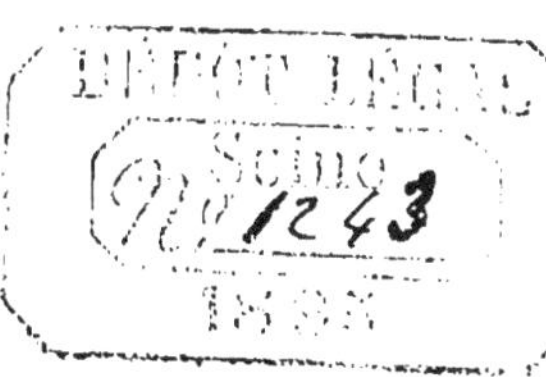

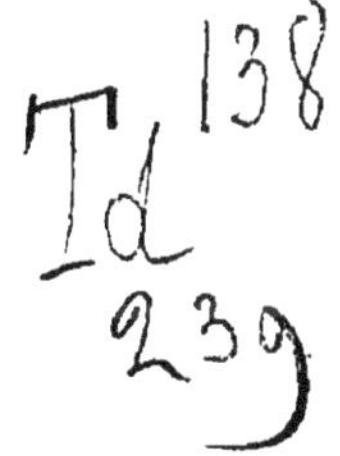

Excellente Méthode Pratique

poar

Faire baisser la Morbidité et la Mortalité

dans l'Armée et dans la Population Civile

par

M. TIXIER

Médecin-Major de 2· Classe au 115· d'Infanterie

Dès l'arrivée de mon bataillon à Nogent-le-Retrou au mois de septembre 1892, j'ai commencé à mettre en essai une méthode que j'avais imaginée depuis fort longtemps pour faire baisser la morbidité de la mortalité dans l'armée mais que je n'avais pu expérimenter dans aucun corps de troupe à cause de la résistance que j'avais rencontrée. J'ai été plus heureux au 115ᵉ de ligne et en présence des résultats merveilleux que cette méthode me donnait j'eus l'idée d'adresser au Comité technique de santé plusieurs rapports le 1ᵉʳ Juin et le 1ᵉʳ Août 1893 et le 1ᵉʳ Juin 1894. Enfin le 30 Septembre et le 7 Décembre 1893 et le 1ᵉʳ Juin 1894 j'adressai sur le même sujet par la voie hiérarchique différents rapports au commandement sans compter les rapports particuliers que j'avais adressés déjà à ce sujet au Chef de bataillon commandant le détachement, au Colonel et au Directeur du service de santé dans les comptes-rendus mensuels.

Les résultats véritablement étonnants que j'obtiens à l'aide de cette méthode, résultats qui deviennent de plus en plus marqués avec le temps, c'est-à-dire à mesure que les effets du microbisme latent tendent à s'épuiser et surtout depuis que le Colonel a donné à cette méthode un caractère en quelque sorte officiel en faisant placer dans les réfectoires des consignes pour les caporaux à la suite de mon rapport du 30 Novembre 1893 m'ont engagé à condenser dans un seul travail tous ces différents rapports afin d'en faire une publication et d'en faire bénéficier toute l'armée.

Si j'ai attendu jusqu'à ce jour pour faire éditer ce travail, c'était afin de donner aux chiffres une valeur statistique plus grande en les faisant porter sur une plus longue période de temps écoulé, mais aujourd'hui les chiffres sont suffisamment probants et j'aime mieux faire bénéficier l'armée le plus tôt possible de cette méthode et sauver la vie à des milliers de soldats qui meurent par suite d'un défaut d'organisation que d'attendre plus longtemps.

La présence continuelle dans les chambrées des casernes de malades qui ont de la fièvre à un degré plus ou moins élevé, qui ne viennent pas à la visite du Médecin Major dès le début et qui continuent quand même à faire leur service est à mon avis la grande cause de la mortalité énorme de l'armée et de la fréquence excessive des épidémies qu'on y observe et c'est également la raison pour làquelle il y a tant d'entrées à l'hôpital non seulement pour maladies infecto-contagieuses mais encore pour maladies fébriles simples.

C'est une erreur de croire que depuis qu'on à doté les infirmeries régimentaires de thermomètres médicaux, il doit y avoir moins de fiévreux qu'autrefois dans les chambrées : il y en a tout autant que par le passé, car les malades atteints de maladies fébriles ne viennent pas à la visite ou bien y viennent très tardivement, presque jamais avant le cinquième ou le sixième jour de leur maladie, très souvent pas avant le huitième ou le dixième jour et quelquefois même beaucoup plus tard, c'est-à-dire lorsqu'ils sont dans un état désespéré et après qu'ils ont semé dans toute la caserne les germes de leur maladie. Lorque le Médecin-Major demande alors à ces malades pourquoi ils ne sont pas venus plus tôt à sa visite, ils répondent tous invariablement, « qu'ils avaient cru que leur maladie n'était pas grave et qu'elle aurait guéri sans le secours du médecin. » Pendant tout le cours de ma carrière militaire, j'ai toujours été frappé de cette éternelle réponse qui est la même dans tous les régiments, et qui sans aucun doute a toujours été la même à toutes les époques, et c'est bien la réponse qu'on doit attendre en effet de la part de militaires venus pour la plupart des campagnes où on a l'habitude de se passer en général du médecin et où on ne le fait appeler que dans les cas désespérés et tout-à-fait in extremis. Telle est la raison principale pour laquelle les malades viennent très tardivement à la visite, mais il y en a d'autres qui ont bien aussi une certaine valeur : ainsi les gradés ne cessent de répéter aux soldats d'aller le moins souvent possible à la visite et de ne pas devenir des piliers d'infirmerie s'ils ne veulent pas être privés de permissions. Quelques uns enfin par amour du devoir veulent aller jusqu'à ce qu'ils soient à bout de forces, et je dois ajouter pour être complet qu'un certain nombre de malades essaient d'éluder la visite du médecin parce qu'ils ont horreur des médicaments et craignent qu'on leur fasse prendre des remèdes.

Épidémies

Cette façon tardive de venir trouver le Médecin-Major a des conséquences désastreuses dans l'armée au point de vue des explosions épidémiques, car les malades atteints de maladies fébriles ne se trouvant pas isolés peuvent créer avec la plus grande facilité des foyers épidémiques redoutables dans les casernes. La caserne en effet est un milieu tout à fait favorable aux cultures microbiennes et c'est un danger énorme d'y laisser séjourner pendant un temps très court des malades atteints de maladies fébriles même à température peu élevée. On devrait toujours, à mon avis, isoler à l'infirmerie un malade qui a seulement 38° au thermomètre, attendu qu'il est impossible de savoir ce que deviendra une maladie fébrile qui débute par 38°. Il m'est arrivé souvent de faire entrer à l'infirmerie en observation des malades qui n'avaient que 38° au thermomètre et que peu de jours après faisaient une rougeole;

donc si ces malades n'avaient pas été isolés dès le début ils auraient contaminé toute la caserne.

Les casernes sont un milieu extrêmement favorable à la reproduction des germes et on pourrait presque comparer les chambrées de la troupe aux plaques de gélatine dont on se sert en bactériologie pour cultiver les colonies microbiennes. Cette particularité est due à l'absence d'enduits hydrofuges sur les murs, à la perméabilité des planchers qui établit une communication dangereuse avec les entrevoûs, à la présence du pain et de l'eau d'alimentation dans ce milieu suspect et à l'encombrement (encombrement d'autant plus funeste qu'il est produit par une agglomération d'individus qui fournissent une somme de travail considérable, dont les secrétions pulmonaires et cutanées sont très abondantes, attendu qu'ils sont presque toujours inondés de sueur, encombrement nullement comparable par conséquent à celui du collège ou même de l'atelier où les unités constituantes ne fournissent qu'un travail relativement très modéré). N'oublions pas en second lieu que la fatigue prédispose singulièrement à l'inoculation des germes morbides : ce fait a été mis en l'évidence par l'expérience de la roue-cage pratiquée sur des rats et par conséquent c'est une raison de plus pour ne pas laisser séjourner dans les chambrées des casernes des malades atteints de maladies fébriles à cause de la prédisposition des habitants de la chambrée qui peinent beaucoup à contracter des germes morbides. Doit-on s'étonner après cela si à chaque instant il se produit des explosions épidémiques dans un pareil milieu où pullulent des malades atteints de maladies fébriles qui devraient être isolés avec soin et qui ne viennent même pas à la visite ou qui y viennent beaucoup trop tard.

Mortalité

Il n'est pas douteux à mon avis que la mortalité énorme de l'armée tient à la même cause, c'est-à-dire au retard que les malades atteints de maladies fébriles simples ou contagieuses mettent à venir trouver le Médecin-Major. Un homme qui est atteint de maladie fébrile dans l'armée et qui ne vient pas trouver le Médecin-Major dès le début met toutes les chances de son côté pour arriver à un décès, car il continue à prendre part aux exercices et par conséquent il ne tarde pas à aggraver sa maladie par la fatigue, au point de la rendre à peu près incurable ; en outre, il se trouve dans des conditions déplorables d'hygiène pour se soigner ; ainsi, il se trouve privé de nourriture une partie de la journée : le matin, il peut encore à la rigueur prendre un peu de soupe, mais il est obligé de jeûner le soir où on ne fait que du rôti. Enfin un malade qui a de la fièvre est toujours très altéré quand il rentre à la caserne après les exercices et il ne manque jamais de se jeter sur les boissons froides gui sont dans les chambrées ou dans les réfectoires pour se désaltérer le corps étant en sueur, ce qui amène presque toujours une aggravation radoutable de la maladie. C'est ainsi qu'on peut expliquer la mortalité effrayante de l'armée qui est de six à douze pour mille et qui se chiffre par une moyenne de 4.000 décès par an. C'est ainsi qu'on peut expliquer également pourquoi presque toutes les admissions à l'hôpital pour des maladies fébriles sont presque toutes des admissions d'urgence. En effet l'état dans lequel les malades viennent trouver le Médecin est tellement grave et tellement désespéré qu'on ne peut pas les conserver à l'infirmerie de peur d'un décès et qu'on s'empresse de les évacuer le jour-même sur l'hôpital. Je ne crois pas me tromper en disant que sur 1.000 entrées à l'hôpital pour maladies fébriles simples ou infecto-contagieuses, il y a au moins 950 entrées d'urgence. J'insiste beaucoup sur ce point parce que c'est là à mon avis une preuve irréfutable que les malades viennent toujours trouver le Médecin beaucoup trop tard, c'est-à-dire quand ils sont dans un état désespéré. L'état dans lequel les malades atteints de maladies fébriles viennent trouver le Médecin-Major est tellement désespéré que les décès pour maladies fébriles qu'on observe dans l'armée ressemblent en quelque sorte à des morts violentes.

Moyen de faire baisser la morbidité
et la mortalité

Pour empêcher l'explosion si fréquente des épidémies dans les casernes et pour faire baisser la mortalité de l'armée en obligeant les malades atteints de maladies fébriles à se faire soigner dès le début, il faudrait donc installer dans les corps de troupe une sorte de crible qui arriverait à faire un triage en quelque sorte automatique des malades à fièvre afin de pouvoir les isoler et les traiter malgré eux et pour ainsi dire à leur insu. Tant que ce crible n'aura pas été créé il faut s'attendre à chaque instant à voir apparaitre des épidémies de toutes sortes dans les corps de troupe et il faut s'attendre à avoir toujours une très forte mortalité malgré les améliorations les plus louables qui sont apportées chaque jour à l'hygiène régimentaire. Or j'ai été assez heureux précisément pour trouver le crible en question et c'est justement en quoi consiste la méthode que j'ai eu l'honneur d'instituer au 115ᵉ régiment d'infanterie et qui fait l'objet de ce travail, méthode qui me donne des résultats véritablement surprenants. C'est moins un crible qu'un vaste filet qui se trouve tendu dans les réfectoires et dans lequel viennent se faire prendre tous les malades qui ont le moindre mouvement fébrile. — Voici en quoi consiste cette méthode : « Les caporaux sont chargés de signaler sans « retard tous les militaires qui mangent moins que d'ha- « bitude à table, pour une raison quelconque. Dès qu'un « homme mange moins que d'habitude les caporaux « l'obligent à faire prendre sans retard sa température « dans la soirée par l'infirmier de garde afin de s'assurer « s'il n'y a pas de fièvre au thermomètre, et dès qu'un « malade a 38° au thermomètre ou au-dessus l'infirmier « le fait entrer immédiatement à l'infirmerie où il est mis « en observation sans attendre de nouveaux ordres. Les « ordres ont été donnés une fois pour toutes. »

De cette façon les chambrées sont toujours vierges et

je ne vois plus aller à l'exercice des malades atteints de maladies fébriles. Ces malades se trouvent isolés et soignés tout à fait au début de leur maladie et je n'ai jamais eu un seul décès. D'un autre côté les explosions épidémiques peuvent difficilement se produire dans ces conditions, car les maladies infectio-contagieuses dont le développement épidémique a comme facteur principal la contagion ne peuvent pas se constituer à l'état d'épidémie grâce à l'isolement précoce de ceux qui sont touchés. Au bout de quelques mois les cas sporadiques finissent eux-mêmes par disparaître totalement lorsque les effets du microbisme latent sont épuisés et il doit en être forcément ainsi puisque d'un côté les germes infecto-contagieux qui se trouvent dans les chambrées, dans les vêtements, dans les poussières et dans les cavités naturelles ne reçoivent pas de nouveaux renforts et que d'autre part la vitalité de ces germes n'a pas une durée indéfinie. Ainsi depuis quinze mois je n'ai pas observé un seul cas de maladie infectio-contagieuse. Enfin les maladies fébriles banales elles-mêmes, comme la courbature fébrile, l'embarras gastrique, les angines finissent aussi par disparaître à leur tour avec cette méthode comme si ces maladies étaient de nature microbienne et contagieuses. Depuis six mois il n'y a pas eu une seule entrée à l'hôpital ni à l'infirmerie pour maladies fébriles même les plus banales : on dirait que toutes ces maladies ont disparu pour toujours.

L'avenir démontrera si cette méthode est capable d'influencer les manifestations épidémiques de certaines maladies infectio-contagieuses comme la fièvre typhoïde par exemple où la contagion, du moins d'après la croyance d'un certain nombre d'épidémiologistes ne joue pas un rôle prépondérant.

Pour le moment, je ne puis pas trop me prononcer sur ce point, car on est pas encore bien fixé sur le degré de contagiosité de cette maladie les uns la considérant comme très contagieuse, les autres très peu ou pas du tout. Tout ce que je puis dire c'est que depuis que j'ai institué la méthode de surveillance des repas je n'ai pas observé un seul cas de fébricule typhoïde à la caserne de Nogent. Quand même la fièvre typhoïde serait une maladie peu contagieuse il ne faudrait pas se hâter d'en conclure qu'on peut impunément laisser séjourner dans les chambrées des casernes des malades qui en sont atteints. Les casernes en effet sont un milieu extrèmement favorable à la reproduction des germes et leurs habitants qui fournissent tous les jours une somme de travail considérable et qui vivent dans l'encombrement sont plus prédisposés que d'autres à contracter des maladies contagieuses. En un mot les conditions ne sont pas du tout les mèmes dans l'armée que dans la population civile et il pourrait très bien se faire qu'un malade atteint de fièvre typhoïde qui peut impunément pour ses voisins ne pas ètre isolé dans la population civile fût une cause de danger s'il se trouvait dans une chambrée de caserne à cause de la susceptibilité plus grande des habitants de cette chambrée.

Donc, c'est l'avenir qui démontrera si la méthode que j'ai imaginée a pour effet de rendre moins fréquente la fièvre typhoïde dans les corps de troupe, dans tous les cas elle aura à coup sûr pour résultat de faire baisser la mortalité pour cette maladie, mortalité qui se chiffre par plus de 1000 décès par an. Les typhiques seront placés de suite dans un bon lit, ils ne pourront plus comme autrefois continuer à aller à l'exercice et par conséquent se trouvant soignés tout à fait au début de leur maladie ils se trouveront dans d'excellentes conditions pour guérir.

Rareté des Entrées aux Hôpitaux

Un des grands avantages de cette méthode c'est de rendre extrèmement rares les entrées aux hôpitaux. Ainsi depuis le 1er janvier 1887 jusqu'au 31 Décembre 1891 c'est-à-dire en cinq ans il y avait eu 501 entrées à l'hôpital de Nogent provenant de la caserne Sully, ce qui fait une moyenne de 100 entrées par an, or il y a eu seulement 48 entrées depuis que nous occupons la même caserne c'est-à-dire en deux ans, ce qui fait une moyenne de 24 entrées par an. Et encore je tiens à faire remarquer que le chiffre des entrées a diminué dans des proportions énormes depuis que le colonel a donné à ma méthode un caractère en quelque sorte officiel en faisant placer dans les réfectoires des consignes pour les caporaux. Ainsi depuis le 20 Décembre 1893, époque à laquelle les consignes ont été affichées, c'est-à-dire depuis dix mois il y a eu seulement huit entrées à l'hôpital. Je ferai même remarquer que ce dernier chiffre quoique extrêmement faible tend encore à baisser de jour en jour : ainsi depuis 5 mois il n'y a plus eu du tout d'entrées.

Avec cette méthode il y a d'autant moins d'entrées à l'hôpital qu'elle est mieux appliquée. Or en 1892 et en 1893 elle a été appliquée d'une façon assez imparfaite parce que je ne pouvais m'appuyer encore sur aucune consigne pour la faire mettre en pratique et tout ce que je pouvais faire c'était de me fâcher lorsqu'un flévreux arrivait trop tard à la visite et n'avait pas été signalé assez tôt par son caporal de table comme ayant plus ou moins perdu l'appétit. A l'heure actuelle au contraire grâce aux consignes qui sont placées dans les réfectoires, la méthode est appliquée d'une façon irréprochable et je n'ai jamais aucune plainte à adresser; tous les fiévreux sans exception qui viennent à la visite n'ont jamais plus de 38°, 38°5 où 39° au thermomètre et ils guérissent tous rapidement en 3 ou 4 jours. Il est donc tout naturel qu'à l'heure actuelle il y ait encore moins d'entrées à l'hôpital qu'auparavant. Mais il y a une autre raison pour laquelle les maladies fébriles deviennent de plus en plus rares : les effets du microbisme latent tendent à s'épuiser de jour en jour sous l'influence d'un isolement rigoureux des malades atteints de maladies fébriles; les microbes qui existaient déjà ne recevant plus de nouveaux renforts finissent par s'éteindre entièrement, la vitalité de ces micro-organismes et de leurs spores n'ayant qu'une durée limitée. Il est donc probable que plus nous resterions longtemps à la caserne de Nogent plus le chiffre des malades tendrait à baisser, il est vrai que toutes les maladies fébriles contagieuses ou banales ayant disparu complètement depuis

4 mois même à l'infirmerie, je ne vois pas quelles maladies pourraient bien encore disparaître.

Dans l'application de cette méthode il faut tâcher d'obtenir que les malades ne viennent jamais à la visite ayant plus de 39° au thermomètre; en effet ceux qui arrivent avec une température supérieure auraient dû être signalés quelques jours plus tôt et je ne fais pas même d'exception pour l'amygdalite, bien que cette maladie fasse monter très rapidement le thermomètre : les amygdalites en effet doivent être remarquées dès le début par les caporaux de table attendu qu'elles se traduisent par une difficulté pour avaler qui ne doit pas passer inaperçue

Supercheries

Parmi les grands bienfaits de cette méthode, je dois signaler la disparition complète de toute espèce de supercheries qu'elle a amenée. Les soldats sont tellement convaincus aujourd'hui qu'il est impossible de carotter, qu'ils n'essaient même plus de le faire et je peux me vanter d'avoir fait disparaître pour toujours les supercheries si nous partons de ce principe qu'un homme qui mange comme d'habitude à table, qui n'a pas de fièvre au thermomètre dans la soirée et qui ne présente rien d'anormal à l'auscultation à la visite du médecin major peut faire son service. Or je ne pense pas que ce principe puisse être contesté par personne. (Il n'est question ici bien entendu que des malades de la catégorie des fiévreux), Pour carotter aujourd'hui un homme est obligé de passer par dessus trop d'obstacles et par trop d'épreuves ainsi il est obligé de commencer par se priver de nourriture à table, ce qui est fort peu alléchant, ensuite il est obligé de subir une deuxième épreuve, qui est l'épreuve du thermomètre. Or, comment tourner une difficulté ? Autrefois on pouvait peut-être simuler un embarras gastrique fébrile en fumant de la paille et en s'introduisant de l'ail dans le rectum, mais ces moyens sont aujourd'hui tout à fait illusoires et n'ont pas le moindre effet sur le thermomètre ; en second lieu lorsqu'un homme ne mange pas à table, les gradés s'assurent qu'ils ne mangent pas à la cantine ou en ville et par conséquent la carotte coûterait beaucoup trop cher car il faudrait se priver exprès de nourriture. Convaincus de l'impossibilité qu'il y a à carotter pendant le jour, un petit nombre de militaires avaient essayé de tourner ces difficultés en simulant des indispositions pendant la nuit afin de n'avoir pas à passer par les épreuves thermométriques. Pour empêcher ces carottes nocturnes et afin de poursuivre le carottier jusque dans ses derniers retranchements j'ai demandé que lorsqu'un militaire se trouve indisposé pendant la nuit on fasse appeler l'infirmier de garde et qu'on s'assure si cet homme a de la fièvre au thermomètre.

Erreurs de diagnostic

L'ancienne organisation rendait les erreurs de diagnostic très faciles, car le Médecin-Major se trouvait privé à sa visite de deux renseignements qui sont absolument indispensables en médecine d'armée pour poser un diagnostic certain. Ainsi il ne savait pas si le malade qui se présentait à la visite mangeait moins que d'habitude à table et il ne savait pas non plus si le malade en question avait ou n'avait pas de fièvre au thermomètre le soir ; il n'avait donc comme moyens de diagnostic que l'auscultation et les quelques renseignements qui sont inscrits par les sergents sur les cahiers de visite des compagnies et qui sont prévus par l'art. 67 du règlement. Or, ces renseignements ont une valeur bien faible pour éclairer le Médecin, pour ne pas dire plus, car non seulement ils n'ont aucune valeur au point de vue médical proprement dit, mais encore ils sont souvent une source d'erreurs pour les jeunes Médecins qui n'ont pas une grande expérience et qui s'en rapportent à la lettre à ces renseignements de compagnie, et il m'est arrivé bien des fois de découvrir des maladies soit à l'auscultation, soit par les épreuves thermométriques du soir sur des militaires qui m'avaient cependant été signalés par les sergents comme étant des mauvais sujets ou comme étant punis.

On peut objecter que le Médecin-Major a sous la main d'autres moyens que l'auscultation et d'autres renseignements que ceux qui sont fournis par les compagnies pour formuler son diagnostic et qu'il peut s'aider de l'examen du pouls et de l'examen de la langue, qu'il peut aussi se servir du thermomètre pendant sa visite. Or, je prétends que ces trois derniers moyens n'ont pas la moindre valeur pour diagnostiquer les petits états fébriles qui pullulent dans l'armée et qui sont connus sous le nom de courbatures. Dans la grande majorité des cas en effet ces petits états fébriles ne se traduisent par rien d'anormal soit au pouls soit à la langue et ne font pas varier le thermomètre pendant les observations thermométriques du matin ; au contraire si on prend la température de ces mêmes malades dans la soirée, on voit qu'ils font monter très souvent le thermomètre à 38° ou 38°5 et même quelquefois plus haut. Et cependant ce sont précisément ces petits états fébriles qu'il est important de diagnostiquer dès le début en médecine d'armée afin de pouvoir les isoler de suite et leur appliquer un traitement précoce, car ils ne tardent pas à dégénérer en maladies beaucoup plus graves qui nécessitent des entrées aux hôpitaux et qui se terminent très souvent par des décès lorsque les malades qui en sont atteints continuent à faire leur service ; en outre ils donnent lieu à chaque instant à des explosions épidémiques en créant des foyers d'épidémie dans toutes les chambrées.

Le Médecin-Major devrait donc pour être logique attendre avant de se prononcer le résultat des observations thermométriques du soir, mais il faut bien remarquer que le commandement veut être renseigné de suite et qu'on ne manquerait pas alors de taxer d'ignorance le Médecin-Major et de dire qu'il est incapable de se prononcer séance tenante. En second lieu on ne pourrait user de ce moyen que pour un petit nombre de militaires et tout à fait exceptionnellement, car si on en faisait une règle cela équivaudrait à faire passer la visite du Médecin-Major le soir ; or il faut qu'on sache le matin quels sont les malades qui ne pourront pas aller à l'exercice pendant la journée.

Avec la méthode que j'ai eu l'honneur d'introduire dans l'armée au contraire, aucune erreur n'est possible et le Médecin-Major a sous la main tous les renseignements qui lui sont nécessaires pour formuler séance tenante sans aucune crainte d'erreur un diagnostic sûr, car il est renseigné d'un côté sur l'appétit des malades et sur la température qu'ils avaient la veille au soir, deux notions d'une importance capitale et qui sont absolument indispensables en médecine d'armée. Lorsque le Médecin-Major arrive le matin à la caserne, il trouve sa visite toute préparée et il ne lui reste plus qu'à ausculter les malades.

Discipline et Morale

On ne saurait croire combien la discipline gagne avec cette méthode. On ne voit plus venir à la visite ces militaires indisciplinés qui d'un ton insolent mettent le Médecin Major en demeure de les reconnaître malades si non ils le menacent de demander une contre-visite et d'adresser une réclamation. Ils savent tous aujourd'hui que le Médecin-Major possède des armes d'une extrême précision pour combattre la carotte, et les rares carottiers qui essaient encore quelquefois d'escamoter une coruée ou un service se présentent à la visite sans avoir le moindre espoir de réussir.

La morale gagnera aussi beaucoup à ne pas laisser à l'exercice des malades atteints de maladies fébriles. Il est vrai de dire que dans la grande majorité des cas personne n'oblige les militaires de cette catégorie à aller à l'exercice et qu'ils sont parfaitement libres d'aller trouver le Médecin-Major. Mais quand même il en serait toujours ainsi le devoir des officiers et des gradés est de modérer dans ce cas les élans d'un zèle mal placé et d'empêcher les imprudences qui sont dues au défaut d'intelligence du soldat. Or la surveillance des repas suivie des épreuves thermométriques arrive précisément à ce résultat d'une façon certaine.

Instruction

On peut juger de suite combien cette organisation sera précieuse pour l'instruction des hommes, attendu qu'elle supprime d'abord presque toutes les entrées aux hôpitaux pour maladies fébriles. Or les malades qui entraîent à l'hôpital pour maladies fébriles y subissaient toujours un traitement de longue durée qui se terminait presque toujours par un congé de conualescence, lequel était suivi lui-même d'une prolongation de convalescence, c'était une longue période de temps qui était perdue pour l'instruction.

D'autre part avec ma méthode les maladies fébriles guérissent très vite à l'Infirmerie, et la convalescence n'existe pour ainsi dire pas : J'ai faif un pointage très précis du nombre de journées pendant lesquelles ces malades restent en traitement à l'infirmerie et j'ai trouvé que la moyenne ne dépasse pas 4, 4 jours de traitement. J'ai fait un second pointage ensuite du nombre de jours pendant lesquels ces hommes ont de la fièvre (ce qui m'a été facile à l'aide du registre d'alimentation) et j'ai trouvé que chaque malade atteint de maladie fébrile ne restait au petit régime du bouillon et du lait que pendant une moyenne de 2,7 jours. Ces pointages sont de la plus haute importance car ils démontrent d'une façon péremptoire avec quelle rapidité les maladies fébriles peuvent guérir lorsqu'on les soigne tout à fait au début.

Décès à la Chambre

Je dois signaler encore un avantage inhérent à cette nouvelle organisation : elle a rendu à peu près impossibles

les décès à la chambre qui étaient une source d'ennuis pour le Médecin-Major et pour le Chef de Corps toutes les fois qu'ils se produisaient attendu qu'il fallait en rendre compte au Ministre et justifier ces décès. Il n'est pas douteux que les décès à la chambre qui se produisaient si souvent étaient fournis précisément par cette catégorie de fiévreux qui ne venaient pas à la visite et qui continuaient quand même à faire leur service, sous l'influence de la fièvre ces malades mouraient souvent d'une syncope

Précision de cette Méthode

Qu'on n'aille pas croire que la méthode que j'ai imaginée pour déceler dès le début les maladies fébriles puisse parfois être infidéle : je la considère comme étant douée d'une très grande précision et le repas peut être regardé à mon avis comme une pierre de touche infaillible : aucun fiévreux ne peut et ne doit échapper au triage automatique qui a lieu matin et soir dans les réfectoires, car une maladie fébrile quelconque, qu'elle soit simple ou infecto-contagieuse se traduit toujours par une diminution appréciable de l'appétit qui ne doit pas passer inaperçue par les caporaux pour peu qu'ils s'occupent de la police sanitaire de leur escouade et pour peu qu'ils surveillent les repas.

Ce triage automatique des fiévreux ne complique le service de personne pas même celui des caporaux qui n'ont tout simplement qu'à regarder ce qui se passe autour d'eux pendant les repas à leur table respective et à signaler les suspects à l'infirmier de garde qui dans la soirée en quelques minutes lève tous les doutes à l'aide du thermomètre.

Il faut se montrer très sévère pour les caporaux toutes les fois qu'ils ne signalent pas de suite un militaire qui mange moins que d'habitude à table. On ne se montrera jamais assez sévère ni assez exigeant sur ce point. On reconnair que les caporaux signalent trop tard les militaires en question aux symptômes suivants : 1º Lorsque les malades atteints de maladies fébriles viennent à la visite avec des températures supérieures à 39º. 2º Lorsque le Médecin-Major est obligé de faire entrer d'urgence à l'hôpital pendant la visite des malades afteints de maladies tébriles. 3º Lorsque le Médecin-Major est obligé de faire entrer lui-même à l'infirmerie pendant le cours de sa visite des malades atteints de maladies fébriles : le le Médecin-Major ne doit jamais être obligé pendant sa visite de faire entrer des fiévreux à l'infirmerie ; ces admissions doivent avoir été faites la veille au soir ou pendant la nuit par l'infirmier de garde, à la suite des observations thermométriques, et ce serait une faute impardonnable de laisser passer la nuit dans une chambrée à un malade qui a 38º au thermomètre ou au-dessus dans la soirée sous prétexte qu'il est nécessaire d'attendre l'arrivée du Médecin-Major le lendemain qui décidera à sa visite s'il y a lieu d'admettre cet homme à l'infirmerie. Les chambrées doivent être toujours vierges de maladies fébriles et lorsqu'on ferme les portes de la caserne à l'extinction des feux il faut que tous les fiévreux aient été isolés à l'infirmerie.

Maladies non fébriles

En instituant la méthode de surveillance des repas j'ai eu surtout pour but de déceler de bonne heure les malades atteints de maladies fébriles qui sont les plus nombreux et les plus dangereux dans l'armée, mais il est facile de comprendre qu'on peut par le même procédé déceler aussi un certain nombre d'autres maladies non fébriles ; ainsi cette méthode me décèle souvent des malades atteints d'anémie ou de fatigue frisant l'anémie et s'accompagnant d'une diminution de l'appétit, quelquefois des amygdalites simples sans fièvre se traduisant seulement par une difficulté pour avaler, quelquefois aussi des diarrhées, des dyssenteries, etc., entrainant une diminution de l'appétit.

Affections chirurgicales.

Cette méthode a fait disparaître complètement les otites et les otorrhées : j'attribue ce résultat au traitement précoce des angines qui n'ont pas le temps de se compliquer d'une inflammation de la trompe d'Eustache. J'ai peu de choses à dire au sujet des autres affections chirurgicales, pourtant cette méthode me décèle quelquefois des collections purulentes et des lymphangites qui s'accompagnent de fièvre et de diminution de l'appétit.

Décès

J'ai dit plus haut que la mortalité de l'armée se traduisait tous les uns par une moyenne de 4000 décès, ce qui fait 80.000 combattants en 20 ans ; mais il faut remarquer en outre que ces 80.000 hommes auraient pu avoir une moyenne de 2 ou 3 enfants et par conséquent on voit que le service militaire dépeuple la France de plusieurs centaines de mille habitants pendant un nombre d'années très court uniquement par suite d'un défaut d'organisation. Enfin si on remarque que les armées étrangères ne sont pas mieux organisées que la nôtre sous ce rapport et qu'on pourrait y empêcher de même à peu près tous les décès qui s'y produisent pour maladies fébriles en employant la méthode que j'ai eu l'honneur d'exposer, il faudrait multiplier les chiffres ci-dessus par le nombre de décès qui ont lieu également dans les armées étrangères et par le nombre d'enfants que ces hommes auraient pu avoir pour se faire une idée exacte de la valeur de cette méthode et des services qu'elle est appelée à rendre en France et à l'Etranger dans les différentes armées.

Cette méthode n'empêchera certainement pas les tuberculeux de l'armée de mourir, mais comme ils seront traités tout à fait au début et avant que la maladie ait eu le temps de s'aggraver on aura le temps de s'en défaire par la réforme dans la grande majorité des cas et ils iront mourir dans leurs foyers au lieu d'aller mourir à l'hôpital.

D'autre part la contagion ne pourra pas se produire grâce à un isolement précoce.

Le chiffre de 4,000 décès par an ne peut s'expliquer que par un défaut d'organisation. L'armée est composée en effet de tout ce qu'il y a de plus valide dans la nation, les unités constituantes ont été choisies avec soin par les conseils de révision. On leur fait subir une deuxième sélection à leur arrivée au régiment sans compter les épurations continuelles des commissions de réforme à la fin de chaque mois et par conséquent il ne devrait pas y avoir une aussi forte mortalité dans l'armée même en tenant compte des fatigues du métier militaire. Avec ma méthode la mortalité de l'armée sera toujours excessivement faible grâce à un traitement et à un repos précoces des malades. Ainsi en deux ans je n'ai eu qu'un seul décès et encore je ferai remarquer qu'il s'agissait d'un homme qui est arrivé au corps avec une tumeur sous-maxillaire de nature tuberculeuse et qui a succombé à une méningite tuberculeuse avant que j'ai pu m'en débarrasser par la réforme.

De même les deux bataillons qui sont en garnison à Mamers et qui avaient eu huit décès en 1893 n'en ont pas eu du tout depuis qu'ils ont adopté cette méthode, c'est à dire depuis 9 mois.

Avantages économiques de cette méthode.

Cette méthode est appelée à faire bénéficier le Trésor d'économies très importantes car nous avons dit que désormais il y aurait très peu d'entrées aux hôpitaux pour maladies fébriles et par conséquent beaucoup moins de journées d'hôpital à payer. Comme corrollaire il n'y aura presque pas non plus de feuilles de route à délivrer aux malades qui partent en convalescence. Enfin les malades mettront moins de temps à guérir soit à l'hôpital, soit à l'infirmerie ; la convalescence des malades de l'infirmerie est forcément très courte et la masse de l'infirmerie tend à grossir rapidement attendu que le petit régime (bouillon

et lait) est la seule dépense en aliments qni soit nécessaire dans la grande majorité des cas; aussitôt que la
fièvre tombe les malades réclament leur gamelle et
demandent à reprendre leur service. Il faut ajouter pour
être complet qu'il y aura très peu de désinfections à faire
attendu que les maladies infectio-contagieuses seront
rares soit à l'état épidémique, soit à l'état sporadique, de
là une source d'économies très importantes.

Cette méthode aura enfin pour résultat de protéger
le Trésor contre une foule de gratifications renouvelables
et contre une foule de pensions pour infirmités contrac-
tées dans le service, car la plupart du temps ces infirmités
sont dues uniquement au retard que les malades mettent
à se faire soigner.

Quantité prodigieuse de maladies fébriles qui sont décelées par cette méthode

Avec cette méthode il y a très peu d'entrées aux hôpitaux, mais en revanche on fait affluer à l'infirmerie un
nombre prodigieux de malades atteints de maladies fébriles
qui se trouvent décelés pendant les repas et qu'on se met
observation.

Lorsque j'instituai cette méthode, en présence du grand
nombre de malades qu'elle faisait entrer à l'infirmerie je
me demandai, et tous les médecins militaires qui la
mettront en essai se poseront la même question, si le
nombre des lits de l'infirmerie n'allait pas devenir insuf-
fisant. Or il n'y a pas de craintes à avoir à ce sujet car
si les entrées sont très nombreuses au début en place les
malades guérissent très rapidement étant traités tout à
fait au début de leur maladie et par conséquent ils
peuvent céder leur place à d'autres malades au bout de
peu de jours et le médecin major ne doit jamais succom-
ber à la tentation de laisser dans les chambres des
malades atteints de maladies fébriles même les plus
légéres sous prétexte que l'infirmerie pourrait devenir
trop étroite. Les chambres doivent être toujours vierges

Je ferai remarquer d'ailleurs qu'au bout d'un certain temps les entrées à l'infirmerie pour maladies fébriles deviennent de plus en plus rares à mesure que les effets du microbisme latent s'épuisent et il arrive même un moment où ces maladies disparaissent complètement et par conséquent il n'y a bientôt plus d'admissions à l'infirmerie pour malades de cette catégorie.

Fonctionnement de cette Méthode

Depuis le mois de septembre 1892 jusqu'au 20 décembre 1893, cette méthode a été appliquée tant bien que mal d'une façon assez irrégulière et assez boiteuse à cause de l'absence de consigne pour les caporaux de table ; c'est seulement à cette date que le colonel a fait placer des consignes dans les réfectoires non seulement dans le détachement mais encore à la portion principale à Mamers à la suite de mon rapport du 30 novembre 1893.

J'ai demandé dans ce rapport que les capitaines s'intéressent à cette nouvelle organisation, c'est-à-dire qu'ils veillent à ce que les caporaux signalent sans retard à l'infirmier de garde les hommes qui mangent moins que d'habitude à table, estimant que l'état d'appétit de ses hommes doit intéresser le capitaine peut-être plus encore lque le reste s'il ne veut pas s'exposer à laisser aller à l'exercice des hommes qui sont atteints de maladies fébriles ce qui est malheureusement la règle dans les régiments.

J'ai cru également devoir faire intervenir le capitaine dans cette organisation afin que les consignes soient mieux exécutées par les caporaux qui craignent davantage leur capitaine que le Médecin-Major avec lequel ils n'ont presque jamais aucun contact.

En raison de toutes ces considérations, voici comment j'ai rédigé les consignes :

« Les caporaux de table doivent signaler sans retard à leur

capitaine tous les militaires qui mangent peu à table et qui laissent leur portion dans leur assiette ainsi que ceux qui ne paraissent pas du tout aux repas pour cause d'indisposition : en outre ils doivent les obliger à faire prendre leur température dans la soirée par l'infirmier de garde afin qu'on puisse s'assurer s'ils n'ont pas de fièvre au thermomètre. Tous ceux qui ont 38° au thermomètre ou au-dessus dans la soirée ne doivent pas passer la nuit dans la chambrée, ils doivent être isolés de suite.

Cette consigne a pour but d'empêcher les explosions épidemiques, les entrées aux hôpitaux et les décès grâce à un traitement et à un isolement précoces des malades atteints de maladies fébriles simples ou contagieuses.

Cette consigne a aussi pour but de faire un triage rigoureux et automatique de ceux qui sont réellement malades d'avec ceux qui ne le sont pas, et par conséquent de permettre de resserrer les liens de la discipline en rendant impossibles les erreurs et les carottes. ».

Ces consignes sont irréprochables et il faut bien se garder d'y changer quoi que ce soit : les températures sont prises par l'infirmier de garde et le caporal d'infirmerie est chargé de les contrôler en s'assurant lui-même si les températures annoncées par l'infirmier sont exactes. Tous les malades qui ont 38° au thermomètre ou au-dessus sont placés d'urgence à l'infirmerie où ils sont en observation. Les ordres ont été donnés une fois pour toutes. Tous les soirs le caporal d'infirmerie établit et me remet la liste nominative des malades où sont consignés les résultats des observations thermométriques et à l'aide de cette liste je juge d'un coup d'œil si un malade a besoin d'une visite supplémentaire, enfin, lorsque j'arrive le lendemain à la caserne pour passer ma visite je la trouve pour ainsi dire toute préparée à l'avance; il ne me reste plus qu'à consulter mes malades.

Pourtant il y aurait une amélioration importante à apporter à l'organisation actuelle : cette amélioration sera réalisée certainement un jour, mais jusqu'ici je n'ai pas osé la demander au commandement de peur de compliquer en quoi que ce soit le service des caporaux de table et de peur qu'en voulant faire trop bien on n'arrive à faire plus mal. Cette amélioration consisterait à obliger les caporaux à inscrire pendant les repas sur un petit billet le nom des hommes qui mangent moins que d'habitude, avec la mention : *ne mange pas du tout,* ou bien : *mange moins que de coutume.* Ce billet serait remis au malade qui le remettrait à son tour à l'infirmier de garde lorsqu'il viendrait faire prendre sa température. De cette façon le médecin aurait sous la main pendant sa visite des documents écrits et authentiques et cela lui éviterait de poser toutes espèces de questions aux malades au sujet de leur appétit. Il n'aurait à craindre aucune exagération de la part de personne, et il ne lui resterait plus qu'à ausculter ses malades.

Modifications à apporter au réglement sur le service intérieur

Si cette méthode est adoptée dans toute l'armée elle obligera à faire des retouches importantes au règlement sur le service intérieur. Ainsi l'article 180 en vertu duquel les caporaux sont chargés seulement de maintenir la discipline et de veiller à la bonne harmonie des repas devra être complété de la façon suivante : « *Le caporal preside aux repas pris en commun et use de son autorité pour y maintenir l'ordre et la bonne harmonie ; en outre il doit obliger les militaires qui mangent moins que d'habitude à table à faire prendre leur température dans la soirée par l'infirmier de garde afin de s'assurer si ces hommes n'ont pas de fièvre au thermomètre.* »

L'article 89 du même règlement devra être modifié de la façon suivante : « *Le capitaine doit se faire rendre compte de tout ce qui peut interesser la santé des hommes de sa compagnie ; il doit veiller en outre à ce que les caporaux de table signalent sans retard à l'infirmier de garde tous les militaires qui mangent moins que d'habitude à table pour qu'on prenne leur température.* »

Enfin je demande qu'on fasse un article supplémentaire ainsi : *Lorsqu'un militaire se trouve indisposé soit pendant le jour soit pendant la nuit il doit avertir sans retard son caporal d'escouade qui fait prendre sa température par l'infirmier de garde. D'une manière absolue tout militaire qui se présente à la visite pour une indisposition doit préalablement avoir subi les épreuves du thermomètre afin de pouvoir donner au médecin major tous les renseignements qui lui sont nécessaires pour éviter à la fois les erreurs et les supercheries. Lorsqu'un homme a 38° au thermomètre ou au-dessus dans la soirée il ne doit pas passer la nuit dans sa chambrée, il doit être isolé de suite à l'infirmerie par l'infirmier de garde en attendant la visite du Médecin-Major le lendemain matin. »*

Application de cette Méthode en campagne

Cette méthode est appelée à rendre en campagne des services encore plus grands peut-être qu'en temps de paix, car en campagne la plupart des malades pour ne pas dire tous sont animés d'un grand zèle et soutenus par l'amour du devoir et ils veulent aller jusqu'à ce qu'ils soient à bout de forces lorsqu'ils sont atteints de maladies fébriles : ils aggravent ainsi leur état au point de devenir à peu près incurables. Ceux qui ne meurent pas sont dans tous les cas incapables de reprendre leur service et de faire le coup de feu avant longtemps ; ce sont des défenseurs perdus pour toute la campagne.

En outre il ne faut pas oublier qu'en temps de guerre les armées sont exposées à de terribles épidémies qui peuvent parfois décider du sort des armes. Il faudra donc en temps de guerre appliquer cette méthode dans toute sa rigueur et faire signaler sans retard par les gradés tout militaire qui mange moins que d'habitude afin de pouvoir lui appliquer un traitement et un isolement précoces s'il a le moindre mouvement fébrile. Ce sera la seule manière d'éviter les décès pour maladies fébriles et de prévenir les épidémies. Ce sera enfin la seule manière d'éviter les déchets énormes qui se produisent en campagne : les malades traités tout à fait au début de leur maladie pourront rejoindre leur régiment au bout de quelques jours de traitement. J'ai déjà dit qu'avec cette méthode la durée moyenne du traitement des malades atteints de maladies fébriles était seulement de 4,4 journées à l'infirmerie en temps de paix. Or il n'y a pas de raison pour que cette moyenne ne soit pas la même en temps de guerre pourvu que la méthode soit appliquée d'une façon identique.

En campagne on s'empressera également d'appliquer un traitement précoce aux maladies non fébriles qui seraient décelées par cette méthode, telles que la diarrhée, la dyssenterie et l'anémie, à toutes les maladies en un mot qui se traduiront par une diminution de l'appétit afin d'éviter la fonte rapide des effectifs et pour que ces malades puissent reprendre leur service au bout de quelques jours de traitement.

Application de cette Méthode dans la population civile

Il est tout à fait hors de doute que cette méthode pourrait rendre les mêmes services dans la population civile que dans l'armée, attendu que la mortalité énorme pour maladies fébriles et la fréquence des épidémies qu'on y observe sont dues comme dans l'armée au retard considérable que les malades atteints de maladies fébriles mettent à commencer un traitement et à se faire isoler. Tous les médecins civils que j'ai interrogés à ce sujet m'ont déclaré qu'on venait les chercher toujours beaucoup trop tard, c'est-à-dire lorsque les malades sont dans un état désespéré et après qu'ils ont semé partout les germes de leur maladie. Mais la méthode serait plus difficile à appliquer dans la population civile que dans l'armée, cependant ces difficultés ne seraient pas insurmontables. Ainsi il suffirait de faire une loi pour obliger chaque famille soit à la campagne soit à la ville et chaque établissemeut d'éducation à se munir d'un thermomètre médical. Cette loi obligerait en outre les familles à venir chercher immédiatement le médecin lorsque le thermomètre accuserait la moindre mouvement fébrile dans n'importe quelle indisposition. On éviterait ainsi comme dans l'armée à peu près tous les décès qui ont lieu pour maladies fébriles aigues et cela permettrait d'isoler dès le début les malades qui seraient atteints de maladies fébriles contagieuses. Cette loi compléterait pour ainsi dire celle du 30 novembre 1892 sur la déclaration des maladies contagieuses en permettant d'appliquer un isolement et une désinfection efficaces au début de ces maladies, au lieu de les appliquer d'une façon tardive comme on le fait dans la grande majorité des cas.

Il serait facile d'arriver à l'exécution de cette loi : les médecins inspecteurs des écoles apprendraient aux instituteurs à se servir du thermomètre médical, et les instituteurs l'apprendraient à leur tour aux élèves. Lorsque le médecin serait appelé tardivement auprès d'un malade atteint de maladie fébrile il n'aurait qu'à faire des remontrances et à faire remarquer qu'on aurait dû venir le chercher beaucoup plus tôt alors que le thermomètre n'accusait encore qu'un léger mouvement fébrile, au lieu de venir le chercher comme on le fait habituellement lorsqu'il n'y a aucun espoir de guérison.

Le thermomètre médical deviendrait ainsi peu à peu dans le public un instrument d'un usage courant qu'on prendrait l'habitude de consulter dès qu'on a la plus petite indisposition ou dès que l'appétit commence à diminuer et on éviterait presque tous les décès qui ont lieu pour maladies fébriles aigues en faisant appeler le médecin lorsque le thermomètre marque seulement 38° ou 38°5 : il faudrait probablement un certain temps avant que l'usage du thermomètre se soit acclimaté dans les familles, mais ce serait une simple question de temps, et j'ai la conviction que lorsque tout le monde aura pu apprécier les avantages de cette nouvelle organisation et les resultats remarquables qu'on en obtient dans l'armée au point de vue de la morbidité et de la mortalité, la même organisation sera introduite dans la population civile.

Comment agit cette Méthode pour amener la disparition complète de toutes les maladies fébriles contagieuses ?

Il faut que cette méthode soit douée d'une bien grande puissance pour avoir fait disparaitre sans retour non seulement à l'état épidémique mais encore à l'état sporadique toutes les maladies fébriles contagieuses qu'on rencontre le plus habituellement dans l'armée, savoir la rougeole, la scarlatine, la diphtérie, les oreillons, l'érysipèle et le rhumatisme. Il faut que les causes qui produisaient ces maladies aient été annihilées complètement et que la pathogénie de ces états morbides ait été iufluencée en ce qu'elle a de plus sensible.

Cette méthode agit de plusieurs manières ; nons allons les passer en revue.

1° On empêche ainsi les malades atteints de maladies fébriles banales de continuer à faire leur service et par conséquent on augmente la résistance de l'organisme à l'invasion des germes infectio-contagieux. Si la fatigue suffit à elle seule en effet en dehors de tout état pathologique. pour prédisposer à l'inoculotion des germes infectio-contagieux comme cela a été démontré par les expériences pratiquées sur des rats surmenés, à plus forte raison doit-il en être ainsi lorsqu'à la fatigue vient s'ajouter une maladie. Un militaire en un mot qui est atteint de maladie banale et qui continue à aller à l'exercice et aux marches militaires se met dans d'excellentes conditions pour bien préparer le terrain à l'invasion des germes infectio-contagieux ; or ma méthode empêche précisément ce résultat de se produire en obligeant les malades qui commencent à perdre l'appétit à se mettre au lit.

2° Gràce à cette méthode les chambrées des casernes sont toujours vierges de toute espèce de germe infectiocontagieux, par conséquent les germes qui auraient pu se trouver déjà dans les vêtements, dans les planchers, sur les murailles, sur les différents objets et dans les poussières ainsi que dans les cavités naturelles de l'organisme ne recevant pas de nouveaux renforts finissent par s'éteindre complétement, de sorte qu'il arrive un moment oil il n'existe plus un seul germe contagieux dans les casernes. La vitalité des spores bien que .considérable pour certaines d'entre elles n'a pas une durée indéfinie et lorsque les effets du microbisme latent sont épuisés toutes les maladies fébriles contagieuses s'éteignent.

3º Par un isolement précoce de tous les malades atteints de maladies fébriles banales on fait disparaitre des chambrées toutes les portes d'entrée par lesquelles les germes infectio-contagieux pourraient s'introduire dans l'économie : ces portes d'entrée sont les amygdales et la muqueuse du pharynx dans l'amygdalite et l'angine, la muqueuse du larynx et des bronches dans le cas de laryngite et de bronchite, la muqueuse gastro-intestinale et les voies biliaires dans le cas de courbature fébrile et d'embarras gastrique.

4º Par une alimentation précoce et appropriée des malades qui ne sont encore que tout à fait au début d'une maladie infectio-contagieuse on enraye souvent ces maladies tout comme dans l'expérience de Canalis et Morprugo sur des pigeons soumis au jeûne et qui étaient inoculés ensuite à l'aide de virus charbonneux. Les pigeons inoculés qui continuaient à jeûner succombaient ou charbon tandis que ceux qui étaient nourris de suite après l'inoculation ne devenaient pas charbonneux. Or ma méthode empêche précisément les malades atteints de maladies fébriles qui ont plus ou moins perdu l'appétit de continuer à jeûner.

5º Cette méthode agit en outre en annihilant les effets des associations microbiennes. Il est admis aujourd'hui que les microbes se prêtent un mutuel appui pour arriver à produire des maladies, c'est ce qu'on appelle le polymicrobisme : certains microbes commencent à ébaucher des états morbides et d'autres microbes profitent ensuite de ce premier travail pour envahir l'organisme qui n'aurait pas été envahi sans cela. Or l'isolement et le traitement précoces de ces ébauches de maladies par ma méthode empêche précisément l'invasion d'autres microbes plus dangereux.

6· Parmi le grand nombre de maladies fébriles banales qui sont décelées par cette méthode il est fort probable qu'il s'en trouve un certain nombre qui sont de nature spécifique et très contagieuse ; ainsi il peut se faire que parmi les angines soi-disant banales il se trouve un certain nombre d'angines rhumatismales, scarlatineuses, morbilleuses, érysipélateuses, ourliennes, diphtériques, de même que parmi les bronchites il peut s'en trouver de nature morbilleuse et de nature grippale ; enfin parmi les courbatures et les embarras gastriques il peut s'en trouver de nature typhique. Les embarras gastriques sont considérés par un très grand nombre de pathologistes comme des formes atténuées de la fièvre typhoïde. Or ma méthode en amenant un isolement précoce de toutes ces maladies, la contagion ne peut pas se produire : ces maladies se trouvent jugulées avant d'avoir eu le temps de contaminer les chambrées et d'inoculer leurs habitants. Enfin grâce à un traitement précoce ces maladies n'aboutissent pas et évoluent comme des maladies vulgaires : on les enregistre ensuite sous la rubrique de maladies banales tandis qu'en réalité on se trouvait en présence de maladies spécifiques.

7⁰ On peut bien admettre sans trop se compromettre qu'un malade qui est atteint de maladie fébrile contagieuse et qui continue à aller à l'exercice est plus dangereux au point de vue de la contagion que s'il était au repos ; ses secrétions sont plus abondantes et par conséquent la quantité de virus qu'il répand est plus grande que s'il était au repos ; or ma méthode oblige précisément les malades de cette catégorie à rester au repos le plus absolu.

Comment agit cette méthode dans le cas de maladies fébriles non contagieuses ?

Elle agit : 1° en augmentant la résistance de l'organisme des malades en les obligeant à s'aliter immédiatement. 2° Grâce à un repos et un traitement très précoces ces maladies n'ont pas le temps de s'aggraver par la fatigue et souvent même elles ne finissent pas d'évoluer : elles ressemblent à des ébauches de maladies qui n'aboutiraient pas. Ainsi les pneumonies et les pleurésies souvent ne dépassent pas le stade congestif et évoluent comme de simples congestions du poumon et de la plèvre sous l'influence des applications répétées et précoces de ventouses sèches ou scarifiées : c'est ce qui explique pourquoi il y a si peu d'entrées à l'hôpital pour pneumonies et pleurésies et pourquoi celles qui y entrent se terminent toujours par guérison. Ce qui fait la gravité de la pneumonie et de la pleurésie dans l'armée, c'est le retard que les malades mettent à venir trouver le médecin : les malades continuent pour la plupart à faire leur service et lorsqu'ils se décident à venir à la visite le médecin se trouve toujours en présence d'un épanchement pleurétique avancé ou en présence d'un poumon hépatisé. 3° Il y a une dernière raison pour laquelle les pneumonies sont devenues très rares. On admet aujourd'hui que la pneumonie est une maladie contagieuse dont le microbe est le pneumocoque. Or ma méthode en amenant un isolement précoce des malades atteints de pneumonie, le microbe en question qui se trouve dans les crachats ne peut pas être inoculé aux voisins.

Manière de conduire cette Méthode
pour élucider certaines questions de doctrine

1° Les corps de troupe qui mettront cette méthode en essai pour la première fois devront noter avec soin si elle fait disparaître tout de suite toutes les maladies infecto-contagieuses ainsi que le rhumatisme, l'embarras gastrique et les angines ou bien au contraire s'il faut un certain temps pour que ces maladies s'éteignent, autrement dit s'il est nécessaire d'attendre que les effets du microbisme latent soient épuisés pour voir disparaitre ces affections comme cela est arrivé dans mon détachement. Il est facile de comprendre combien il serait important d'être fixé sur ce point pour savoir si ma méthode agit surtout au point de vue microbien ou bien si elle agit surtout en jugulant dès le début toutes les maladies fébriles contagieuses par un repos et un traitement précoces aussitôt qu'elles commencent à se traduire par un peu de courbature et par un peu d'inappétence c'est-à-dire au moment où elles commencent à peine à sortir de la période d'incubation. C'est ainsi que nous pourrions savoir également s'il faut oui ou non ranger le rhumatisme, les angines et l'embarras gastrique parmi les maladies infecto-contagieuses ou tout au moins parmi les maladies infectieuses. Dans mon détachement toutes ces maladies n'ont disparu qu'au bout d'un certain temps mais il est possible je le répète que ma méthode ait été faussée un peu dans ses résultats à cause de la résistance qu'elle avait rencontrée au début. La question demande donc à être étudiée de nouveau.

2 Au moment de l'arrivée de la classe 1892 et de la classe 1893 toutes les maladies infecto-contagieuses ainsi que le rhumatisme les angines et l'embarras gastrique qui étaient éteintes depuis longtemps n'ont pas reparu, de sorte que l'arrivée de ces deux classes n'a pas amené la moindre pertubation dans l'état sanitaire de mon détachement. Il faudra donc noter avec soin si le même phénomène se produit partout dans les autres corps de troupe car alors nous aurions acquis la certitude que les germes de ces malades sont élaborés principalement dans les casernes et sont rarement importés du dehors comme on a de la tendance à le dire.

Disparition totale du rhumatisme articulaire aigu et subaigu

A la suite de la surveillance rigoureuse des repas suivie des épreuves thermométriques qui a été mise en essai au mois de septembre 1892, toutes les maladies infecto-contagieuses ont commencé par devenir rares puis elles ont fini par disparaître peu à peu complètement. Or le rhumatisme a eu exactement le même sort : ainsi en 1893 j'ai eu à soigner cinq cas de rhumatisme avant le mois de juin puis à partir de ce moment cette maladie a disparu pour toujours ; le dernier cas de rhumatisme observé est du 4 juin 1893, il y a donc 20 mois que cette maladie s'est éteinte. La disparition complète de cette maladie qui a coïncidé avec la disparition complète de la rougeole, de la scarlatine, des oreillons, de la diphtérie, de l'érysipéle, des angines et de l'embarras gastrique ne peut pas être mise sur le compte du hasard et elle prouve nettement que le rhumatisme a été influencé par ma méthode tout comme les autres maladies et nous nous trouvons en présence de plusieurs hypothèses pour expliquer cette disparition.

Première hypothèse. — Grâce à un repos et à un traitement précoces des malades qui commencent à présenter des symptômes prémonitoires du rhumatisme, savoir un peu de courbature et un peu d'inappétence, on arrive à enrayer la maladie avant que les phénomènes articulaires aient fait leur apparition, de sorte que le rhumatisme ne finit pas d'aboutir, il reste en quelque sorte à l'état de projet.

Deuxième hypothèse. — Le rhumatisme est une maladie infectieuse et les microbes infectieux de cette maladie ne peuvent envahir l'économie que s'ils rencontrent un terrain favorable c'est-à-dire un organisme affaibli soit par la fatigue soit par des maladies banales, embarras gastrique, angine, etc. Or la surveillance des repas en décelant de suite les plus petites ébauches de maladies et même les simples fatigues qui se traduisent par une diminution de l'appétit oblige ces malades à un repos et à un traitement précoces et s'oppose ainsi à l'invasion du rhumatisme grâce à un accroissement de résistance de l'organisme survenu en temps opportun.

Troisième hypothèse. — Les germes du rhumatisme existent à l'état latent dans l'économie et la fatigue ainsi que les maladies banales ne font que le réveiller. Ce réveil du rhumatisme par les maladies est admis pour les entorses et les luxations (Potain, Verneuil) et pour la scarlatine (Peter), mais il est fort possible que le rhumatisme puisse être réveillé par d'autres maladies telles que la courbature, l'embarras gastrique, les angines et plus particulièrement l'angine rhumatismale. Or la surveillance des repas en décelant de suite les moindres ébauches de maladies et même les simples fatigues qui se traduisent par une diminution de l'appétit oblige ces malades à un repos et à un traitement précoces et s'oppose ainsi au réveil du rhumatisme.

Quatrième hypothèse. — Le microbe du rhumatisme a comme porte d'entrée favorite les amygdales et la muqueuse du pharynx lors de l'inflammation du gosier quand la phagocytose de cette région se trouve affaiblie par les angines surtout si ces angines ne sont pas soignées de suite et si les malades qui en sont porteurs continuent a faire leur service. Or la surveillance des repas a précisément pour résultat d'amener un traitement précoce de toutes sortes d'angines et par conséquent de leur faire perdre rapidement leur virulence et de ramener la phagocythose de la gorge à son état normal.

Cinquième hypothèse. — La surveillance des repas fait disparaître le rhumatisme parce que cette maladie est de nature contagieuse. La nature contagieuse du rhumatisme a été discutée et rejetée par tous les auteurs les plus récents qui ont écrit sur cette maladie et en effet cette affection n'est pas contagieuse par elle-même mais pourrait-on affirmer que la contagion du rhumatisme ne peut pas se faire par les angines rhumatismales ? Nous avons vu en effet que toutes les angines sont de nature infecto-contagieuse et qu'il n'y a pas d'exception pour les angines rhumatismales puisque toutes les angines sans exception finissent par s'éteindre au bout d'un certain temps sous l'influence de la surveillance des repas lorsque les effets du microbisme latent sont épuisés. Par conséquent pourrait-on affirmer qu'une angine rhumatismale qui peut donner naissance par contagion à d'autres angines rhumatismales n'est pas capable de provoquer en plus quelquefois des phénomènes articulaires lorsque le terrain sur lequel l'angine a été ensemencée est favorable ? Les angines scarlatineuses, diphtériques, érisypélateuses, morbilleuses ne se bornent pas toujours à donner naissance à des angines de même nature, mais elles engendrent souvent des scarlatines, des diphtéries, des érysipèles et des rougeoles lorsque le terrain sur lequel elles ont été ensemencées est favorable, or pourquoi n'en serait-il pas de même de l'angine rhumatismale ? Dans cette hypothèse en un mot on assimilerait l'angine rhumatismale aux autres angines spécifiques des maladies contagieuses, et la seule maladie qui existerait entre ces maladies au point de vue de la contagion c'est que le rhumatisme n'est pas contagieux par lui-même mais seulement par les angines rhumatismales tandis que les autres maladies fébriles contagieuses à angine sont transmissibles à la fois par leurs angines spécifiques et par leurs formes éruptives complètes.

Il y a d'autres raisons du reste qui rendent assez vraisemblable la nature contagieuse du rhumatisme : ainsi cette maladie a toutes les allures cliniques d'une fièvre éruptive, de plus elle a des liens de relation frappants avec l'érysipèle, maladie éminemment contagieuse, analogie que n'ont pas manqué de signaler tous les auteurs qui ont écrit sur ces deux maladies ; enfin on a décrit des épidémies de rhumatisme.

La surveillance des repas amènerait la disparition du rhumatisme par l'isolement précoce des angines rhumatismales avant que la contagion ait pu se produire. Plus tard ces angines deviennent rares puis s'éteignent complètement comme les autres angines lorsque les effets du microbisme latent sont épuisés et leur disparition entraîne forcément la disparition du rhumatisme.

Il faudrait éliminer la première de ces cinq hypothèses si les corps de troupe qui expérimenteront la surveillance des repas arrivaient au même résultat que moi c'est-à-dire si le rhumatisme ne s'éteignait que peu à peu au bout d'une dizaine de mois, car cela indiquerait qu'il se produit sous l'influence de ma méthode soit une extinction lente et progressive de germes contagieux soit une disparition progressive des portes d'entrée, soit enfin une cessation graduelle de causes susceptibles de réveiller le rhumatisme. Mais il est possible que ma méthode ait été faussée un peu par suite de la résistance qu'elle avait rencontrée au début.

Disparition totale des angines

Depuis le commencement du mois de mai 1894, c'est-à-dire depuis 9 mois, je n'ai pas eu occasion de traiter un seul cas d'angine même banale. Ces maladies semblent semblent avoir disparu pour toujours. Cette disparition peut paraître étrange au premier abord, attendu que l'angine est une des maladies les plus fréquentes de l'armée mais elle peut parfaitement s'expliquer par la contagion. Nous savions déjà que certaines angines banales étaient contagieuses. Ainsi Trousseau a décrit le premier des épidémies d'angine herpétique et il est fréquent d'observer des épidémies d'amygdalite catarrhale dans les hôpitaux, dans les familles et dans les casernes ; mais la méthode de surveillance des repas en amenant à la longue par un isolement précoce l'extinction complète de toutes sortes d'angines, est venue démontrer que toutes les angines banales sans exception sont de nature contagieuse, car la disparition totale de ces maladies ne peut pas être expliquée autrement que par la contagion : cela indique en effet qu'il s'est produit une extinction lente et graduelle des germes contagieux des angines et qu'il a fallu attendre pendant dix-huit mois l'épuisement des effets du microbisme latent pour voire disparaître ces maladies.

Il est donc certain que la surveillance des repas aura pour résultat de faire baisser la morbidité pour angines, car les causes de contagion étant supprimées il n'y aura désormais que des cas isolés.

Maladies typhiques, Embarras gastrique

Ma méthode est appelée à jeter une vive lumière sur la nature de l'embarras gastrique : en effet si sous l'influence de la surveillance des repas l'embarras gastrique venait à disparaitre partout comme il a disparu dans mon détachement pendant que la fièvre typhoïde resterait aussi fréquente qu'auparavant il faudrait en conclure qu'il n'existe aucun lien de parenté entre ces deux maladies. Si au contraire l'embarras gastrique et la fièvre typhoïde venaient à diminuer ensemble de fréquence dans des proportions notables nous aurions acquis la certitude que les embarras gastriques sont tout simplement des formes atténuées de la fièvre typhoïde comme le pensent la plupart des pathologistes. Il faudrait admettre que la surveillance des repas en obligeant les malades qui commencent à présenter des symptômes prémonitoires d'embarras gastriques c'est-à-dire de la courbature et de l'inappétence, à se mettre au repos et à suivre un traitement précoce, empêche ces courbatures de dégénérer en embarras gastriques et en typhoïdettes puis en véritables fièvres typhoïdes ce qui arrive infailliblement lorsque ces malades continuent à aller à l'exercice.

Les pathologistes qui admettent la nature contagieuse de la fièvre typhoïde pourraient soutenir en second lieu que la surveillance des repas fait diminuer la fréquence de la fièvre typhoïde parce qu'elle amène un isolement precoce et rigoureux de tous les embarras gastriques qui ne sont que des formes atténuées de la dothien'enterie et qui sont par conséquent de nature contagieuse.

L'embarras gastrique serait dans cette hypothèse assimilé complètement à une maladie fébrile contagieuse et tout ce que nous avons dit à propos des maladies fébriles contagieuses pour expliquer leur disparition par la surveillance des repas serait applicable à l'embarras gastrique.

Je ne veux pas préjuger de la question avant que ma méthode ait été expérimentée sur une plus grande échelle, mais je puis affirmer qu'elle a fait disparaître complètement dans mon bataillon l'embarras gastrique dont je n'ai pas observé un seul cas depuis dix mois et par conséquent tout porte à croire que cette méthode sera capable d'influencer la fièvre typhoïde et de la rendre moins fréquente.

Maladies infectio-contagieuses rares et tuberculose

Il est fort probable que toutes les maladies infectio-contagieuses qui sont relativement rares comme le choléra, le typhus, la fièvre jaune, la bronchite capillaire épidémique, la méningite cérébro-spinale, la dysenterie, la grippe, etc. seront influencées par cette méthode proportionnellement à leur degré de contagiosité, mais on ne sera fixé à cet égard que si cette méthode vient à être règlementée dans toute l'armée. Il en est de même de la fièvre typhoïde et de la tuberculose. Ce n'est pas avec un effectif de 500 hommes qu'il est possible de faire des statistiques sur ces maladies.

La Méthode de surveillance des repas complique-t-elle le service ?

Cette méthode simplifie le service de tout le monde au lieu de le compliquer. Au début elle avait été accueillie avec une certaine méfiance : on craignait qu'elle amenât des complications dans les différents services. Mais aujourd'hui tout le monde est tellement convaincu du contraire que si je voulais défaire ce qui a été fait et revenir en arrière je ne le pourrais pas, tous s'y opposeraient. On s'est vite aperçu en effet que cette méthode est un gage de sécurité inappréciable : on n'a plus à craindre des décès dans les chambres ou des syncopes sur les rangs pendant les exercices. D'autre part les caporaux de chambrée et les sergents de garde ne sont plus obligés comme autrefois d'aller chercher à la hâte à chaque instant le médecin-major soit pendant le jour soit pendant la nuit pour des cas désespérés. On n'est plus obligé comme autrefois d'apporter précipitamment à l'infirmerie sur un brancard des malades qui étaient pris subitement d'accidents graves, malades qu'on s'empressait d'évacuer le jour même sur l'hôpital, et qui mouraient quelques jours après d'une mort qui ressemblait à une mort violente.

En outre les supercheries ne sont plus possibles, ce qui évite une foule de rapports écrits et de punitions.

Enfin les désinfections à faire sont rares ce qui simplifie le service de tout le monde.

Le capitaine n'a tout simplement qu'à recommander de temps en temps à ses caporaux de surveiller les repas et de signaler sans retard à l'infirmier de garde tous ceux qui mangent moins que d'habitude pour qu'on prenne leur température. Les caporaux de leur côté peuvent exercer la surveillance des repas sans la moindre gêne et sans le moindre surcroît de travail; ils sont chargés de découper et de distribuer les portions et il ne leur est pas difficile de voir quels sont les militaires qui laissent leur portion dans leur assiette. Ils peuvent du reste se faire aider dans cette surveillance par des soldats de 1re classe tout en demeurant responsables. Mais celui dont le service se trouve surtout simplifié c'est le médecin-major. Il n'est plus dérangé soit pendant le jour soit pendant la nuit; en outre, il trouve tous les matins à sa visite tous les renseignements dont il a besoin pour éclairer son diagnostic et pour éviter les erreurs et les supercheries; il est renseigné sur l'appétit des malades et sur la température qu'ils avaient la veille au soir ; sa visite est pour ainsi dire toute préparée, il ne lui reste plus qu'à ausculter ses malades.

Recommandations importantes
pour expérimenter la méthode de surveillance des repas

Je terminerai ce travail en faisant deux recommandations importantes aux médecins qui voudront mettre en essai la méthode de surveillance des repas par les caporaux.

1° Ils devront souvent demander aux militaires qui viennent à la visite pour maladies fébriles depuis combien de jours ils ont perdu l'appétit et les punir s'ils se sont présentés tardivement ; ils devront punir également ou faire punir leur caporal d'escouade qui ne s'est pas aperçu que les malades en question avaient perdu l'appétit depuis quelques jours. Si le médecin-major ne prend pas cette mesure et s'il se contente de faire des observations platoniques, les caporaux finissent par se désintéresser complètement de la surveillance des repas et la méthode n'a plus aucune efficacité.

2° En présence du nombre colossal de maladies fébriles que cette méthode fait entrer à l'infirmerie le Médecin Major ne devra pas s'alarmer et il devra calmer les alarmes des officiers qui pourraient s'en émouvoir : il devra leur faire remarquer que cette afluence énorme de malades n'a qu'une durée passagère et qu'au bout de 12 à 15 mois, lorsque les effets du microbisme latent sont épuisés, il n'y a plus du tout d'entrées à l'infirmerie pour maladies fébriles. Ces maladies s'éteignent pour toujours.

Résumé

1° La méthode de surveillance des repas suivie des épreuves thermométriques est une méthode qui s'impose en raison des immenses avantages qu'elle présente au point de vue de la mortalité, de la morbidité, de la morale, de la discipline, de l'instruction des hommes, de la facilité du diagnostic, des économies qu'elle fait réaliser au Trésor, de la simplification du service, des décès à la chambre, des explosions épidémiques et de la disparition de toutes les maladies contagieuses. Sans cette méthode les améliorations les plus louables qu'on pourra apporter à l'hygiène régimentaire resteront toujours sans efficacité. Ainsi la statistique de l'armée est là pour nous apprendre que malgré les nombreuses améliorations hygiéniques qui ont été introduites dans l'armée depuis une quinzaine d'annés, la morbidité et la mortalité n'ont pas diminué, la fièvre typhoïde a seule été influencée. Ces améliorations sont cependant très nombreuses, nous allons les énumérer : 1º on a créé des bains par aspersion dans tous les corps de troupes — 2º la plupart des garnisons ont été dotées d'eau de source et celles qui n'en ont pas possèdent toutes des filtres Chamberland — 3º on a institué partout les repas variés — 4º on a transformé les latrines et les urinoirs — 5º on a coaltarisé les planchers et les soubassements des casernes — 6º on a installé des ventilateurs Renard dans toutes les chambrées et des carreaux à ouverture contrariée dans un grand nombre de casernes — 7º la désinfection par le soufre et par la vapeur sous pression est aujourd'hui réglementaire toutes les fois qu'il se produit des maladies contagieuses — 8º un grand nombre de régiments font usage de thé comme boisson hygiénique et font la sieste pendant les chaleurs.

Toutes ces améliorations sont exellentes prises isolément et à plus forte raison prises dans leur ensemble et cependant il suffit de jeter un coup d'œil sur la statistique de l'armée pour voir que ces mesures d'hygiène n'ont pas fait baisser la morbidité générale de l'armée qui ressemble plutôt au contraire à une marée montante qu'à une marée descendante et il en sera certainement toujours ainsi tant que les malades atteints de maladies fébriles continueront à aller à l'exercice et ne viendront trouver le Médecin Major que lorsqu'ils sont dans un état désespéré et après avoir semé dans toutes les chambrées les germes de leur maladie. Que peut faire l'hygiène la mieux comprise dans de pareilles conditions ? Ses effets seront toujours neutralisés par une contagion de tous les instants et les maladies fébriles même les plus simples s'aggraveront toujours par la fatigue au point de devenir incurables. La surveillance rigoureuse des repas est donc seule capable de venir en aide à l'hygiène et de faire baisser la mortalité et la morbidité de l'armée en déterminant un triage rigoureux et automatique de tous les malades atteints de maladies fébriles latentes ou dissimulées et en permettant de leur appliquer un isolement et un traitement précoces.

2° à peine la méthode de surveillance des repas est-elle mise en essai que la mortalité tombe à zéro. Ainsi dans l'espace de 29 mois je n'ai eu à enregistrer qu'un seul décès pour tuberculose méningée, et le même fait s'est produit à la portion principale du Régiment où il n'y a pas eu du tout de décès depuis 10 mois, c'est à dire depuis que cette méthode a été mise en pratique tandis qu'il y en avait eu 8 en 1893.

Mais les effets de la surveillance des repas sont plus lents à se faire sentir à l'endroit de la morbidité, car il faut attendre que les effets du microbisme latent soient épuisés. La cessation des effets du microbisme latent serait peut-être plus rapide à se produire sans l'arrivée des classes, sans l'arrivée des réservistes et sans les permissions; pourtant je dois faire observer que l'arrivée de la classe 1892 et de la classe 1803 n'a pas eu pour effet de réveiller les maladies contagieuses qui étaient éteintes depuis plusieurs mois, ce qui semble indiquer que la contamination des chambrées et l'inoculation de leurs habitants par les germes contagieux sont dues à un travail microbien tout à fait local qui prend naissance uniquement dans les casernes : nous verrons si ce fait se vérifie dans les autres cosps de troupe.

3° La diminution de la mortalité et de la morbidité qui a été provoquée par la surveillance des repas suivie des épreuves thermométriques est énorme ; ainsi à l'heure actuelle j'ai environ vingt fois moins de malades et vingt fois moins de décès que les corps de troupe les plus favorisés et il est fort possible que ce chiffre tende encore à baisser par suite de l'épuisement des effets du microbisme latent. Ainsi bien qu'en 1894 il y ait eu seulement 8 entrées à l'hôpital de Nogent tandis que la moyenne était jusqu'ici de 100 entrées par an, ce chiffre quoique extrèmemént faible tend à baisser de jour en jour car depuis 11 mois je n'ai pas eu un seul entrant à l'hôpital et toutes les maladies fébriles contagieuses sont éteintes depuis 20 mois.

4° Il résulte de ce que nous venons de dire que la principale cause de la grande morbidité et de la grande mortalité de l'armée avait échappé jusqu'ici à l'attention des observateurs. Cette mortalité et cette morbidité excessives sont dues principalement au retard que les malades atteints de maladies fébriles simples ou contagieuses mettent à se faire isoler et soigner. Ces malades continuent à faire leur service dans la très grande majorité des cas et ils ne viennent trouver le médecin que lorsqu'ils sont dans un état désespéré et après qu'ils ont inoculé leur maladie à tous leurs camarades et après qu'ils ont contaminé toutes les chambrées.

Cette cause doit donc être placée comme importance en parralèle avec les causes qui ont été invoquées de tout temps pour expliquer cette morbidité et cette mortalité anormales, je veux dire la fatigue et l'encombrement; elle les dépasse même en importance si on l'envisage au point de vue des maladies fébriles contagieuses proprement dites mais si on l'envisage au point de vue des maladies typhiques, il faudrait lui donner une importance étiologique aussi grande que celle qui a été donnée à l'encombrement, à la fatigue, à la qualité de l'eau, etc., s'il était bien démontré que la fièvre typhoïde est une maladie contagieuse et que les embarras gastriques ne sont que des formes atténuées et contagieuses de la dothiénentérie et que ces embarras gastriques sont capables de dégénérer en véritables fièvres typhoïdes lorsque les malades qui en sont atteints continuent à faire leur service tandis qu'au contraire ils peuvent ne pas franchir la première étape lorsqu'on les soigne tout à fait au début.

5e Il résulte enfin de ce que nous venons de dire que le moyen sûr le plus puissant et le plus pratique de faire baisser la morbidité et la mortalité de l'armée, c'est-à-dire la surveillance des repas par les caporaux suivie des épreuves thermométriques, avait jusqu'ici échappé à l'attention des observateurs. En effet s'il n'est pas possible d'empêcher les fatigues provenant du métier militaire et s'il n'est pas possible d'éviter l'encombrement des casernes il est au contraire en notre pouvoir d'arriver à traiter et à isoler dès le début toutes les maladies fébriles par la surveillance des repas suivie des épreuves thermométriques sans compliquer le service de personne et plus j'étudie la question de près et plus je reste stupéfait de la puissance de cette méthode qui permet de déceler toutes les maladies fébriles quand elles ne se traduisent encore que par un peu d'inappétence, par un peu de courbature et par une température dépassant rarement 38°.

L'expérience m'apprend tous les jours en second lieu qu'avec cette méthode il n'y a presque jamais d'entrées aux hôpitaux pour maladies fébriles lorsquelle est bien appliquée. Ainsi en 1894 il y a eu seulement 8 entrées à l'hôpital de Nogent et encore je tiens à faire remarquer que ces 8 malades étaient précisément des militaires qui avaient échappé à la surveillance des repas parcequ'ils se nourrissaient à la cantine,

Je conseille donc à ceux qui expérimenteront cette méthode de lui faire rendre tout ce qu'elle peut rendre et de ne se montrer satisfaits que lorsqu'ils n'auront plus du tout d'entrées aux hôpitaux. Avec cette méthode en un mot on a d'autant moins de malades et d'autant moins de décès qu'elle est mieux appliquée et toutes les fois qu'un malade entre à l'hôpital pour maladie fébrile si on fait une enquête sommaire on découvre toujours que la maladie aurait pu être connue beaucoup plus tôt si le caporal de table avait mieux exercé la surveillance des.

repas ou bien si le malade n'avait pas pris ses repas à la cantine et je reste de plus en plus convaincu qu'il n'y a aucune exception à cette règle.

6° Pour expliquer les résultats que j'ai obtenus jusqu'ici avec cette méthode on ne pourra pas dire que j'ai été favorisé par le casernement car les casernes d'infanterie d'Alençon sont bien certainement les casernes les plus défectueuses et les plus malsaines qu'il soit possible de trouver. Ces casernes sont très anciennes, l'air et la lumière n'y pénètrent que par des lucarnes, elles sont imprégnées de germes de toutes sortes et elles ont une si mauvaise réputation qu'elles sont sur le point d'être démolies. On ne pourra pas dire non plus que j'ai été favorisé par la constitution médicale régnante attendu que depuis le mois de septembre 1894, c'est-à-dire dans l'espace de 6 mois la garnison d'Alençon a fourni 158 entrées à l'hôpital.

D'autre part en matière d'hygiène je n'ai fait qu'appliquer le règlement comme dans les autres corps. Il existe cependant un point d'hygiène sur lequel je me montre un peu plus exigeant que les autres ce qui a dû contribuer dans une certaine mesure à faire baisser la morbidité de mon détachement, je veux parler de l'aération des chambrées et du casernement. Ici encore je n'ai fait qu'appliquer le reglement mais il ne faut pas se faire des illusions au sujet de l'efficacité du règlement en ce qui concerne ce point d'hygiène : le règlement est fort difficile à appliquer dans la pratique et tous ceux qui s'occupent d'aération ont dû remarquer comme moi que d'une manière générale les caporaux de chambrée et les sergents se désintéressent complètement de l'aération du casernement Il manque un rouage extrêmement important à l'organisation actuelle : ce rouage sous lequel l'aération sera toujours un vain mot consisterait à faire contrôler les caporaux de chambrée par le sergent de garde. Voici une consigne que je soumets à l'appréciation de tous ceux qui s'intéressent à cette grande question et qui trancherait toutes les difficultés :

CONSIGNE *pour le* SERGENT *de* GARDE

« Les fenêtres des chambrées doivent rester ouvertes sur
« toutes les façades à la fois pendant les exercices et sur une
« seule façade en dehors des exercices depuis le réveil jusqu'à
« sept heures du soir. Toutes les heures le sergent de garde
« envoie un homme de garde dans le casernement pour ouvrir
« les fenêtres qui ont été fermées et il fait prendre le nom des
« caporaux et des soldats qui s'opposent systématiquement à
« l'aération des chambrées. Il veille à ce qu'il n'y ait jamais
« personne dans les chambres pendant les exercices. Il veille
« également à ce que les fenêtres des locaux de discipline soient
« ouvertes toutes la journée ; il fait aérer le corps de garde,
« les réfectoires, la salle des écoles, la salle d'escrime, la salle
« des lavabos et les cuisines. En un mot l'aération de tout le
« casernement doit être une des grandes préoccupations du
« sergent de garde. »

Cette consigne est absolument indispensable pour obtenir ce que le règlement exige et ceux qui prétendent qu'on peut s'en passer n'ont certainement jamais été aux prises avec les difficultés de la pratique et ils font preuve de beaucoup de naïveté. Ils sont aussi naïfs que ceux qui prétendent qu'on peut se passer de la surveillance des repas par les caporaux suivie des épreuves thermométriques pour obliger les malades atteints de maladies fébriles à venir trouver le médecin au début de leur indisposition et que si j'ai vingt fois moins d'entrées aux hôpitaux et vingt fois moins de décès que les autres c'est un pur effet du hasard.

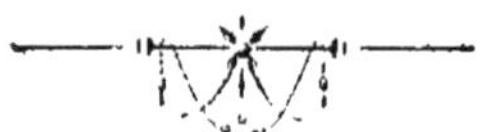

TABLEAU SYNOPTIQUE

indiquant la marche de la morbidité et de la mortalité dans l'armée depuis 1881

	EFFECTIF présent	ENTRÉES aux hôpitaux pour toutes les maladies	DÉCÈS pour toutes les maladies	ENTRÉES pour fièvre continue	ENTRÉES pour fièvre typhoïde	DÉCÈS pour fièvre typhoïde
1881	454991	124341	6228	7752	9231	3342
1882	463818	129958	5004	6615	7585	2248
1883	455608	104730	3714	3356	6493	1416
1884	456172	92134	3484	2571	5408	1109
1885	451941	91626	3421	3747	4855	1140
1886	471517	97781	3622	2850	6397	1213
1887	457677	94244	3319	2059	5464	1054
1888	437411	100293	3426		6686	1094
1889	465371	106050	3249		6046	1024
1890	474067	116849	3551		5476	887
1891	464778	126127	3942		5614	896
1892	467781	110779	3274		6353	1026

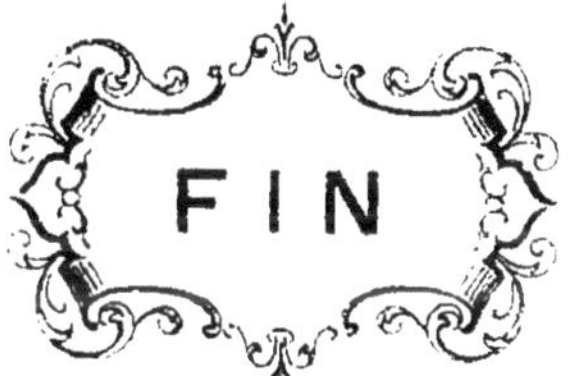
FIN

9 782019 655129